SUR CERTAINES FORMES RARES

DE

PARALYSIES DU PLEXUS BRACHIAL

PAR

Henri SARRADE,

Docteur en médecine de la Faculté de Paris,
Officier d'Académie.

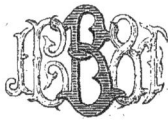

PARIS

LIBRAIRIE J.-B. BAILLIÈRE ET FILS

rue Hautefeuille 19, près du boulevard Saint-Germain

—

1880

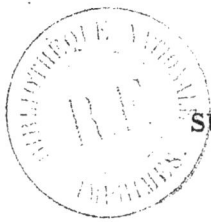

SUR CERTAINES FORMES RARES

DE

PARALYSIES DU PLEXUS BRACHIAL

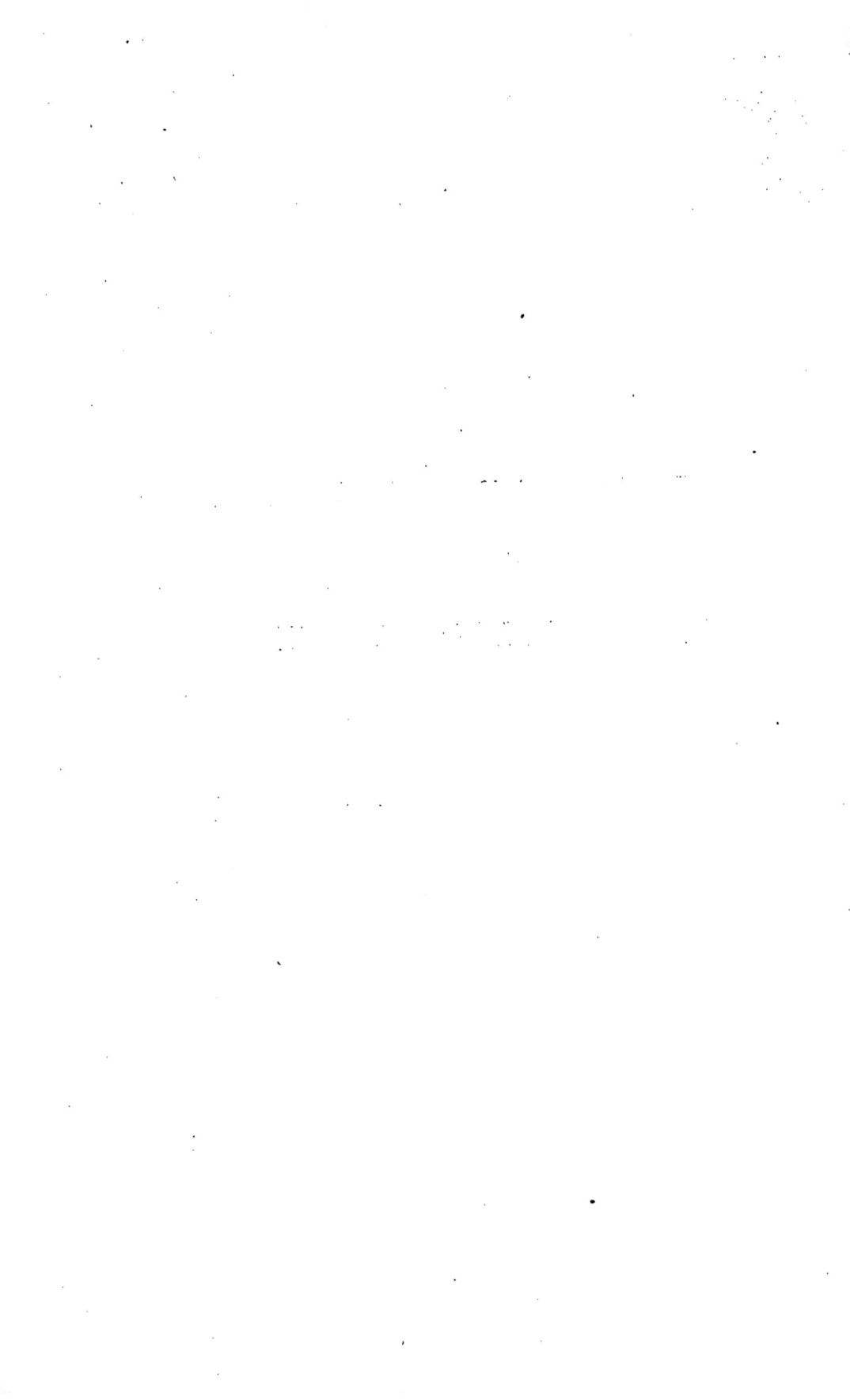

SUR CERTAINES FORMES RARES

DE

PARALYSIES DU PLEXUS BRACHIAL

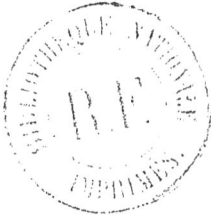

PAR

Henri SARRADE,

Docteur en médecine de la Faculté de Paris,
Officier d'Académie.

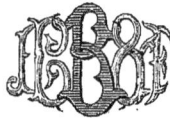

PARIS

LIBRAIRIE J.-B. BAILLIÈRE ET FILS

rue Hautefeuille 19, près du boulevard Saint-Germain

—

1880

SUR CERTAINES FORMES RARES

DE

PARALYSIES DU PLEXUS BRACHIAL

INTRODUCTION.

En suivant le service de M. le professeur agrégé Straus, à l'hôpital Tenon, nous avons pu voir un jour, — et nous n'avons pas manqué de l'observer jusqu'à sa sortie de l'hôpital, — un homme atteint d'une affection extrêmement curieuse. Vigoureux, bien musclé, ne paraissant pas autrement malade, il se plaignait de ne pouvoir plus se servir de son membre supérieur gauche; il déclarait n'avoir pas fait de chute, n'avoir pas reçu de contusion et ne s'être exposé à aucune cause de refroidissement. Du reste, pas de maladie antérieure, pas de lésion locale, rien enfin qui puisse rendre compte de l'impuissance de son bras. Le malade se souvenait de n'avoir jamais rien éprouvé de semblable.

M. Straus diagnostiqua une *paralysie spontanée du plexus brachial* et les considérations auxquelles il se livra, à propos de ce cas dont il nous signala la rareté nous décidèrent à lui demander la permission d'en faire l'objet de notre thèse.

Qu'il nous soit permis de remercier M. Straus de l'extrême bienveillance avec laquelle il a bien voulu diriger nos recherches. C'est sous les auspices de cet excellent maître que nous avons rassemblé quelques matériaux concernant les paralysies du plexus brachial.

Les cas de *paralysie traumatique* de ce plexus abondent dans les monographes spéciales et dans les traités classiques. Nous voulons citer quelques exemples qui nous aideront à mieux circonscrire notre sujet.

Chacun sait que dans les *luxations de l'épaule*, la paralysie du membre supérieur soit primitive, c'est-à-dire attribuable à la luxation elle-même, soit consécutive, c'està-dire due aux tentatives de réduction, compte parmi les complications le plus fréquemment signalées. Nous disons « paralysie du membre supérieur » avec cette réserve toutefois que si la paralysie peut s'étendre à tous les muscles, elle peut aussi rester limitée à quelques-uns ou même à un seul.

Nous nous contentons de noter en passant ces variétés de distribution des troubles moteurs ; nous avons en main, comme on le verra, des faits particuliers qui s'y rapportent et qui renferment, croyons-nous, l'explication de quelques localisations les plus singulières. .

Ce n'est pas d'hier qu'on a constaté la lésion des nerfs dans la luxation scapulo-humérale. Erasistrate et Galien

en ont parlé; après eux, nous ne ferons que citer Van
Swieten, Desault avec lesquels les notions sur ces paralysies deviennent bien autrement nettes et précises. On
apprend que dans ces paralysies la *motilité* est surtout
compromise et souvent la seule affectée pendant que la
sensibilité est respectée ou que son trouble ne se révèle
que par des engourdissements et par des fourmillements.
Les cas de Blandin, de H. Larrey, de Malgaigne, de
Nélaton, etc., viennent déposer dans ce sens. Arrive Duchenne (de Boulogne) et l'on peut-dire qu'il s'approprie
cette question des paralysies du membre supérieur; il
l'agrandit considérablement en faisant intervenir l'électricité et en l'appliquant, ainsi qu'il le dit, à la pathologie
et à la thérapeutique. Grâce à lui, les symptômes sont
définitivement établis et un grand nombre d'aperçus nouveaux sont ouverts.

Les luxations sont loin d'être les seules causes des paralysies du plexus brachial; sans parler des fractures du
col de l'humérus, énumérons rapidement quelques exemples de compression siégeant dans le développement de
tumeurs agissant sur ce plexus; on trouve dans les auteurs
des cas de cancer ganglionnaire sous-claviculaire, des cas
de tumeurs syphilitiques qui compriment les nerfs et
produisent la paralysie du bras.

Dans cette catégorie de paralysies du plexus brachial par
compression, rentrent les *paralysies obstétricales*, bien
étudiées aussi par Duchenne (de Boulogne). Les unes
peuvent être dues aux *applications de forceps* et c'est à
Danyau (Bull. Soc. chirurgie, 1851) qu'est due la première
observation complète de ce genre de paralysies. A cette
observation sont venus s'adjoindre des faits nouveaux
appartenant à MM. Guéniot et Blot.

Les autres paralysies obstétricales sont dues *aux tractions exercées sur le fœtus.* Dans les faits rapportés par
Duchenne (de Boulogne), nous lisons que deux fois l'enfant
se présentait par la tête et que pour extraire les épaules il
a fallu passer les index disposés en crochet, sous les aisselles et tirer fortement; deux autres fois, il s'agissait
de présentations du siège et il a fallu tirer avec force les
bras qui étaient relevés. Duchenne fait observer que
dans tous les cas le même groupe de muscles est constamment paralysé à la suite des manœuvres obstétricales,
à savoir : le deltoïde, le sous-épineux, le biceps et le
brachial antérieur. Duchenne se borne à signaler le fait,
ajoutant qu'il laisse à d'autres le soin d'en rechercher la
raison anatomique.

M. le professeur Erb (de Heidelberg), et après lui,
MM. E. Remak et Hoedemaker ont accepté la question
posée par Duchenne et par des explorations électriques
très délicates, ils sont parvenus, à notre avis, à trouver
une solution satisfaisante. Nous nous proposons de faire
porter une partie de notre travail sur les mémoires qu'ils
ont consacrés à l'étude de la localisation précise de certaines formes de paralysies, tant spontanées qui traumatiques du plexus brachial. C'est au chapitre qui traitera
de la symptomatologie des paralysies du plexus brachial
que nous analyserons les faits publiés par ces auteurs
allemands.

Dans un premier chapitre que nous intitulerons étiologie et pathogénie, nous donnerons la relation d'un cas de
*paralysie spontanée du plexus brachial (avec intégrité du
médian).* Nous avons exposé dans les pages qui précèdent
que la paralysie traumatique du plexus brachial est une
affection fréquente et nous avons montré que sur ce sujet
les sources d'information ne manquent pas. En revanche,

le plexus brachial pris dans sa totalité semblait être à l'abri de la *paralysie a frigore* et de la paralysie spontanée et ses filets isolés s'étaient réservé le monopole de ces sortes de paralysies tout au moins des premières. Il nous suffira de rappeler, à l'appui de notre assertion, la paralysie a frigore du nerf radial, généralement acceptée depuis les travaux de Duchenne. Le cas de paralysie spontanée du plexus brachial sur lequel nous reviendrons dans un instant établira, nous l'espérons, que ce plexus ne jouit pas du singulier privilège qui jusqu'ici semblait lui appartenir.

Dans un sujet tel que celui que nous avons l'intention de traiter, où les observations sont en réalité assez peu nombreuses et portent sur des cas qui sont différents les uns des autres, on comprendra qu'il nous soit impossible de nous livrer à une exposition didactique régulière, comme s'il s'agissait d'une affection fréquemment signalée, la paralysie du radial ou la névralgie sciatique par exemple.

Nous nous bornerons à présenter un ensemble de considérations incomplètes dans certains points, très-détaillées dans d'autres. Lorsque l'attention aura été attirée sur des cas analogues, d'autres faits viendront se joindre à ceux qu'il nous a été donné de rassembler, et il sera possible détablir alors d'une manière plus complète et définitive les divers points de la marche, du diagnostic et de la terminaison des paralysies spontanées du plexus brachial.

Si les recherches bibliographiques pour retrouver des faits de même genre sont demeurées absolument infructueuses elles nous auront valu de pouvoir faire connaitre dans notre thèse les communications de Erb, de E. Remak et de Hoedemaker.

Nous n'ignorons pas que ces faits n'ont pas de rapport direct avec le cas de paralysie spontanée, point de départ

de notre travail, mais comme le dit M. Straus « ils s'en rap-
prochent cependant et méritent à tous égards d'être signalés. » Ils montreront aussi que malgré les travaux de Duchenne (de Boulogne), de Panas, d'Onimus, tout n'est pas
dit, il s'en faut, sur la localisation des paralysies périphériques de l'extrémité supérieure.

Nous pensons que le but ainsi que l'unité de notre travail
se dégagent suffisamment des développements qui précèdent.

Loin de prétendre traiter complètement dans notre sujet des paralysies du plexus brachial, depuis longtemps décrites par les auteurs classiques ou du moins envisagées
par eux dans leurs principaux traits , nous ne voulons que
présenter, à la suite de M. Straus et d'après les conseils de
notre excellent maître, quelques considérations sur ces paralysies. Nous aurons soin de nous appliquer dans nos remarques à toucher seulement, dans l'étiologie et la symptomatologie des paralysies du plexus brachial, à des points
remarquables, comme on a pu l'entrevoir, par leur singula-
rité et leur nouveauté.

ETIOLOGIE ET PATHOGÉNIE.

Nous donnerons en tête de ce chapitre l'observation de
M. Straus, nous proposant de la reprendre ensuite dans
ses principaux détails et de suivre, pour l'exposé de nos
réflexions les divisions que nous offrira l'observation elle-
même. La voici telle qu'elle a été publiée par M. Straus

dans la *Gazette hebdomadaire de médecine et de chirurgie*, année 1880, 16 avril, n° 16, page 244 et suivantes.

Obs. I. — Paralysie spontanée de toutes les branches du plexus brachial, le médian excepté, portant à la fois sur la motilité et la sensibilité. — Intégrité complète des filets moteurs et sensitifs du nerf médian. — Conservation de l'excitabilité faradique et galvanique des muscles et des nerfs paralysés. — Guérison rapide et complète par la faradisation.

Le nommé Thomas (Victor), âgé de 33 ans, écrivain aux Halles centrales, entre dans mon service, à l'hôpital Tenon, salle Saint-Augustin, n° 8, le 6 juin 1879. C'est un homme trapu, très vigoureux et très fortement musclé. Il se présente absolument incapable de mouvoir l'extrémité supérieure droite, qu'il soutient avec la main gauche.

Quatre ou cinq jours avant son entrée (1 ou 2 juin), le matin, au réveil, il éprouva dans la main droite, jusqu'au niveau du poignet, des fourmillements et de l'engourdissement. En même temps son avant-bras et son bras lui paraissaient plus lourds.

Le malade ne s'était exposé à aucun refroidissement appréciable ; il s'était couché bien portant, sans fenêtre ouverte, avait dormi comme d'habitude, sans se souvenir d'avoir pris une fausse position dans son lit. Il n'éprouvait, du reste, ni fièvre, ni douleur, ni aucun malaise. Jamais il n'a été malade jusqu'ici ; il n'a jamais eu de rhumatisme. Il passe la journée à écrire et n'a récemment subi aucune chute ni aucun traumatisme.

Le lendemain et le surlendemain l'engourdissement et les fourmillements gagnèrent tout le bras; en même temps survint un affaiblissement graduel du membre, qui, au bout de deux jours, aboutit à l'impossibilité de soulever ou de fléchir l'avant-bras, la main et le bras, et de serrer un objet quelconque.

A son entrée on est frappé, outre l'immobilité du bras droit, d'une rougeur intense, avec turgescence légèrement œdémateuse de la peau remontant jusqu'au moignon de l'épaule, mais plus accusée à la main et à l'avant bras. La tuméfaction et la rougeur sont tellement prononcées qu'à son entrée les élèves crurent à un rhumatisme articulaire; mais le membre n'est nullement douloureux, les articulations entièrement souples et libres.

Outre les fourmillements et l'engourdissement, le malade accuse une sensation de froid dans le membre immobilisé, et au toucher on constate

un abaissement notable de la température du côté malade (malheureusement la mensuration de la température locale du membre n'est pas prati-
quée).

On procède à un examen plus attentif des troubles de la motilité, et l'on
constate tout d'abord tous les signes de la *paralysie du radial*: chute de la
main, impossibilité d'étendre les doigts et le poignet, abolition des mouvements de latéralité des doigts. Le long supinateur est paralysé également :
quand on place l'avant-bras à angle droit sur le bras, et qu'on dit au malade de résister à l'extension imprimée au membre, la corde saillante du
long supinateur fait défaut, tandis qu'elle se dessine vigoureusement sur le
membre du côté gauche soumis à la même épreuve.

La flexion des doigts est très faible et imparfaite, quand on dit au malade de fermer la main abandonnée à elle-même; mais quand on a soin de
relever le poignet étendu sur l'avant-bras, la flexion des doigts est très
énergique (intégrité des muscles fléchisseurs des doigts). Toutefois, on re-
marque que le mouvement de flexion du petit doigt et de l'annulaire est un
peu plus faible.

Les mouvements d'*adduction* de la main sont impossibles ; en outre, les
doigts ne peuvent être écartés les uns des autres, et l'adduction directe du
pouce ne peut s'effectuer; il en est de même de son abduction et de la
flexion de la dernière phalange du pouce, qui sont impossibles.

Du reste, l'attitude de la main est caractéristique; il y a flexion des premières et des secondes phalanges (griffe incomplète du cubital).

Veut-on faire fléchir l'avant-bras sur le bras, ou inversement faire
étendre ces parties, on constate l'impuissance totale du triceps, du
brachial antérieur et du biceps. Le nerf musculo-cutané est donc pris
aussi.

De même l'*abduction* directe du bras est impossible; la saillie du moignon de l'épaule semble aplatie, alors cependant que les mouvements de totalité de l'omoplate sont conservés (paralysie du nerf circonflexe). On né-
glige malheureusement l'étude attentive des mouvements de rotation du
bras, et notamment les fonctions du muscle sous-épineux ne sont pas inter-
rogées.

Il existe donc une *paralysie (motrice) de tous les nerfs du bras; le médian seul n'est pas atteint.*

L'exploration des troubles de la *sensibilité* confirme ces premières don-
nées.

Dans toute l'étendue du membre thoracique, qui serait comprise entre
une ligne qui prolongerait la clavicule sur le moignon de l'épaule et la
ligne du carpe, la sensibilité est obtuse et diminuée, tant la sensibilité tactile que la sensibilité à la douleur. L'anesthésie occupe donc la zone cutanée

innervée par les nerfs circonflexe, brachial cutané interne et par les filets sensitifs du radial et du musculo-cutané. Le bord interne du bras est absolument insensible au contact, au pincement et à la piqûre ; son bord externe ne présente qu'une obtusion très marquée de la sensibilité.

Mais c'est à la main que les phénomènes sont le plus remarquables.

A la *face palmaire*, la région thénar, le pouce, l'index, le médius, la partie externe de l'annulaire, ont conservé intacte leur sensibilité. Au contraire, la face *interne* de l'annulaire et le petit doigt, avec l'éminence hypothénar, présentent une anesthésie [complète (paralysie du cubital, intégrité du médian).

A la *face dorsale*, la distribution de l'anesthésie est plus curieuse encore : toute la région carpienne, le petit doigt, le bord interne de l'annulaire, le bord externe de sa première phalange, les premières phalanges du médius, de l'index et un [peu la deuxième du pouce sont insensibles. Cependant l'anesthésie est plus marquée pour le bord cubital que pour le bord radial des doigts.

La face externe des deux premières phalanges de l'annulaire, et la peau de la phalangine et de la phalangette du médius, de l'index et en partie de la première phalange du pouce est absolument sensible (filets de Henle et de G. Richelot).

On voit donc que la sensibilité ainsi que la motilité est abolie dans la sphère du circonflexe, du radial, du cubital, du musculo-cutané, du brachial cutané interne ; *conservée dans la sphère du médian*.

L'exploration électrique fournit les résultats suivants : la contractilité, tant faradique que galvanique, des muscles paralysés est intacte. L'excitation électrique de la peau anesthésiée n'est pas ressentie.

Ajoutons que l'examen attentif du creux axillaire et de l'espace susclaviculaire ne permet de constater l'existence d'aucune tuméfaction ganglionnaire.

Traitement : Électrisation faradique des muscles paralysés, une séance de dix minutes tous les deux jours.

Le 10 juin, après la seconde séance d'électrisation, le biceps et le brachial antérieur commencent à recouvrer leur fonction ; le malade put fléchir volontairement l'avant-bras.

Le 18. La sensibilité revient dans le pouce, l'index et le médius (face dorsale) ; en même temps, le malade peut effectuer de légers mouvements d'extension de la main et de l'avant-bras. On constate aussi le retour manifeste de la sensibilité à la région externe de l'avant-bras et à la partie interne du bras.

Le 24. La sensibilité reparaît sur le bord interne de l'avant-bras face postérieure).

Deux jours après, la sensibilité d'abord, puis le lendemain quelques mouvements de latéralité, se manifestent dans la région animée par le nerf cubital. Pendant tout ce temps, la paralysie du deltoïde et l'anesthésie de la région externe du bras (moignon de l'épaule) persistèrent complètement. Le 29 juin seulement, le malade peut exécuter un léger mouvement d'abduction du bras, et on sent manifestement le deltoïde se contracter sous la peau. Pendant ce temps, les mouvements de l'avant-bras avaient repris leur force habituelle. Le deltoïde fut le plus long à récupérer l'intégrité de ses onctions. Le 8 juillet seulement, le malade put élever son bras à angle droit par rapport au tronc, et encore difficilement et sans pouvoir résister à la pression.

De même, une zone très nette d'anesthésie dans la peau de l'épaule, innervée par le nerf circonflexe, persiste jusqu'au 12 juillet ; la sensibilité y demeure obtuse jusqu'au 20 juillet, alors qu'elle avait reparu sur tout le reste du membre.

Le 24 juillet. Cette zone cutanée présente encore une légère différence de sensibilité.

Le 26 juillet (sept semaines après son entrée). Le malade sort complètement guéri de sa paralysie motrice et sensitive.

En envisageant la marche générale de l'affection, on voit que les nerfs recouvrèrent leurs fonctions dans l'ordre suivant : 1° musculo-cutané (au bout de deux jours ; 2° radial ; 3° brachial cutané interne ; 4° cubital ; 5° circonflexe. Quant à la marche comparée du retour de la sensibilité et de motilite, nous la trouvons parallèle et simultanée pour le radial et le cubital ; dans le circonflexe seul les mouvements ont précédé de beaucoup le retour de la sensibilité. Enfin la restitution des deux fonctions semble s'être faite de la périphérie à la racine du membre.

En résumé il s'agit d'un homme qui a présenté du côté de la sensibilité, de la motilité et de la vaso-motricité des phénomènes qu'il est ordinaire de rencontrer, à l'extension près, dans la paralysie a frigore du nerf radial ; fourmillements, engourdissements d'abord limités à la main droite et qui, graduellement ont gagné tout le bras jusqu'à la racine ; deux jours après, impuissance du membre, très légère d'abord, complète au bout de vingt-quatre heures, les muscles innervés par le médian seuls épargnés, distribution identique des troubles cutanés sensitifs, la zone du médian toujours respectée, conservation de la contractilité faradique et galvanique des muscles et nerfs atteints ; rougeur intense avec turgescence légèrement œdémateuse de la peau ; sensation de froid et abaissement de la température perceptible au toucher. Enfin guérison rapide, en 7 semaines environ, et totale. Nous avons en effet revu le malade qui a servi de sujet à cette observation et nous avons constaté qu'il ne présente plus trace des symptômes dont nous venons de faire mention.

Ces traits ainsi que le fait remarquer M. Straus dans les commentaires dont il accompagne l'observation rappellent ce qui se passe dans la *paralysie dite a frigore ou rhumatismale du nerf radial*. Et avec notre maître, c'est dans le même groupe de paralysies périphériques à pathogénie encore bien obscure que nous ferons rentrer le cas dont il s'agit ici.

Laissant de côté les symptômes que nous venons de résumer et sur lesquels nous aurons à insister dans la suite, c'est par l'étiologie que nous désirons commencer l'examen des cas dont on vient de lire la relation. C'est ce point de vue en effet qui lui donne un intérêt tout particulier.

Nous avons déjà relevé les séries des causes traumatiques des paralysies du plexus brachial. Enumérons rapidement celles que nous avons dit être admises par tout le monde, dans l'historique sommaire que nous en avons fait : les néoplasmes siégeant sur le trajet du plexus, les contusions qui l'atteignent directement, certaines manœuvres employées dans des accouchements laborieux, la compression exercée par les branches du forceps, le cal des fractures de l'épaule, les luxations de l'articulation scapulo-humérale. Le mode d'action de ces causes est assez évident de lui-même, attendu que tout traumatisme et tout agent de compression quels qu'ils soient sont capables de déterminer une paralysie plus ou moins complète du plexus brachial.

Ces variétés ne rentrent qu'incidemment dans notre sujet et ce n'est qu'à propos du fait que nous rapportons et pour les mettre en comparaison avec lui que nous aurons à en dire quelques mots.

Notre obs. I présente avons-nous dit, tous les caractères des paralysies dites a frigore ou rhumatismales du nerf radial; or nous savons que l'étiologie de ces paralysies périphériques a donné naissance à deux doctrines qui règnent dans la science : la première et la plus ancienne en date, ne reconnaissant que le *froid* a été proposée par Duchenne (de Boulogne), l'autre attribuant la paralysie à la compression légère et temporaire du nerf a été soutenue dans ces dernières années par M. le professeur Panas. Nous ferons une courte revue des arguments allégués de part et d'autre pour expliquer ces paralysies périphériques dans la catégorie desquelles rentre l'obs. I; nous pensons que notre fait servira à apporter dans cette discussion quelques nouveaux éléments et quelques éclaircissements.

Pour Duchenne (Electrisation localisée, 3ᵉ édition, p. 700) la paralysie doit toujours être rapportée à l'action du froid et il la dénomme très improprement paralysie *rhumatismale*. Dans toutes les observations que contient le livre de Duchenne, toujours on voit figurer l'étiologie a frigore : tantôt le malade s'était couché sur l'herbe ou sur le sol humide, tantôt il s'était endormi sur une chaise les bras croisés, ou il avait laissé les bras hors du lit; le malade était en moiteur ou en transpiration, il avait laissé dans sa chambre une porte ouverte ou une croisée mal fermée. Le nombre des faits qu'il a recueillis dépasse une centaine et dans tous il a pu retrouver l'action du froid ; en conséquence, il se déclare autorisé à déclarer que c'est le froid qui joue le principal rôle dans la production de la paralysie.

De son côté, M. le professeur Panas n'admet qu'avec grandes restrictions l'action du froid et il proclame que : « dans l'immense majorité des cas, pour ne pas dire toujours, la paralysie idiopathique reconnaît pour cause une *compression temporaire* du tronc nerveux. » (Archives générales de médecine, juin 1873, page 672 — de la paralysie réputée rhumatismale du nerf radial. Mémoire lu à l'Académie de médecine dans la séance du 21 novembre 1871.) Une des principales raisons qui engagent M. le professeur Panas à rejeter l'étiologie à frigore pour la paralysie radiale, c'est la *localisation* de la paralysie. Ainsi le triceps brachial ne participe jamais à la paralysie, tandis que le musle long supinateur est toujours paralysé, ce qui ne saurait, d'après lui, s'expliquer par le refroidissement. Le motif en serait toujours fourni par la compression, laquelle peut se produire pour le nerf radial, par divers mécanismes ; ce nerf, en effet, est pour ainsi dire à fleur de peau au moment où il contourne le bord externe de l'humérus pour se porter, en descendant, dans l'interstice musculaire du long supinateur et du brachial antérieur. Cette situation superficielle du nerf favorise la compression soit quand le sujet s'endort, le bras sous la tête, se servant de son bras comme d'un oreiller, soit quand il s'endort le bras appuyé contre un plan résistant (lit, table, dossier d'une chaise, barreau d'escalier, etc.). Dans plus de 30 faits qu'il a observés, M. le professeur Panas est parvenu à découvrir, comme cause de la paralysie, une *compression légère*

Sarrade. 2

et temporaire; pour tous ces cas la compression est venue détrôner la cause banale, le refroidissement de Duchenne.

Après avoir exposé les opinions si dissemblables de ces deux auteurs éminents, nous nous empressons de dire que notre obs. I, en ne se montrant réductible ni à l'une ni à l'autre de ces deux théories, révélera clairement ce qu'elles peuvent avoir de défectueux. Il nous faut établir d'abord que la *compression légère et temporaire* laisse subsister le *refroidissement*, sinon dans son absolue intégrité, ainsi que l'entendait Duchenne, du moins comme expression étiologique d'un bon nombre de faits bien avérés et incontestables. Nous serons sobre de développements, parce que la démonstration a déjà été faite dans plusieurs mémoires (Chapoy, de la *paralysie du nerf radial*, thèse de Paris 1874. — *Vicente paralysie a frigore du nerf radial*, thèse de Paris 1873 ; Onimus et Legros, 1872), sans parler de l'*électrisation localisée de Duchenne*, où la question a été établie et discutée pour la première fois et magistralement.

Selon M. le professeur Panas, le froid ne saurait avoir une action aussi délimitée et aussi précise que la compression, et c'est surtout sur la *localisation* de la paralysie qu'il se fonde pour refuser d'admettre l'étiologie proposée par Duchenne. Mais ne suffit-il pas d'ouvrir les ouvrages classiques pour y trouver bien des exemples de localisation encore inexplicables? La paralysie saturnine s'attaque aux muscles extenseurs de l'avant-bras, en laissant le long supinateur indemne ; l'atrophie musculaire progressive débute ordinairement par le muscle adducteur de l'éminence thénar ; la paralysie labio-glosso-laryngée atteint en premier lieu le muscle lingual supérieur. Ce sont là aussi des exemples de localisation indéniables.

Du reste le traité de l'électrisation localisée, ainsi que

les travaux spéciaux que nous venons de citer, renferment des observations qu'on ne saurait révoquer en doute, où le froid seul a pu être invoqué comme cause de la paralysie radiale. Nous voulons résumer en quelques lignes certains faits des plus caractéristiques, estimant que ce genre de démonstration convient mieux que toute considération théorique. On y trouvera l'action du froid saisie dans ses principales manifestations, sans qu'il soit possible de rapporter la paralysie constatée à quelque autre circonstance éliologique ; nous nous abstenons de relever des cas dans lesquels le malade, habitant un logement humide, se serait endormi sur une chaise les bras croisés sur sa poitrine et se serait réveillé avec une paralysie radiale, accompagnée d'engourdissement, de fourmillements, etc., dans les observations de ce genre, l'idée d'une compression qui se serait produite inconsciemment peut venir à l'esprit ; nous voudrions choisir des cas pour lesquels toute controverse soit rendue impossible. Voici un exemple de paralysie survenue pendant le sommeil, la nuit, une fenêtre étant restée ouverte.

OBS. II. — Paralysie a frigore. — Hospice Cochin, service de M. Bucquoy. (Obs. communiquée par M. Hanot à M. Chapoy).

Sigfrit, 28 ans, tanneur, pas de rhumatismes ; bien que sa profession l'oblige à avoir très souvent les bras dans l'eau froide, il n'a jamais présenté le moindre accident morbide aux membres supérieurs. Pendant la nuit du 10 juillet, il laissa ouverte la fenêtre de la chambre où il couchait. Le matin, à son réveil, il s'aperçut qu'il ne pouvait presque plus se servir de sa main droite, qui lui semblait lourde et restait pendante sur l'avant-bras. Il lui fut impossible de reprendre son travail. Il entre à l'hôpital et, le 13 juillet au matin, le malade, interrogé sur la cause de l'accident, dit que c'est un refroidissement, un coup de vent venu de la fenêtre (fenêtre à tabatière). Il explique la position de son lit qui se trouvait être parallèle à sa fenêtre. Le bras droit regardait celle-ci. Il ne peut plus étendre le poignet, ni les troisièmes phlanges sur les secondes, si les doigts sont préalablement immobilisés dans l'extension moyenne. Si l'on dit au malade de résister alors qu'on tire sur l'avant-bras fléchi, pour l'étendre, on sent que le long supinateur reste flasque. La contractilité farado-musculaire est conservée ; excitabilité du nerf abolie ; l'électrisation directe du nerf ne fait plus contracter les nerfs innervés par lui.

Voici un autre exemple de paralysie due à l'immersion du bras dans l'eau glacée.

OBS. III. — Nouveau dictionnaire de médecine et de chirurgie pratiques ; tome XXVI, art. Paralysies, page 29.

L'auteur, M. Humbert Mollière, raconte qu'il a recueilli, à l'époque de la guérre, l'observation d'un jeune homme qui était chargé, dans une manufacture d'armes, de laver dans l'eau glacée des platines de fusils chassepot, au fur et à mesure qu'elles venaient d'être fabriquées. Au bout de peu de jours, le bras dont il se servait fut complètement paralysé dans toute son étendue, et la guérison fut très difficile à obtenir par les frictions, les douches et l'électricité.

Nous donnerons enfin un dernier cas dans lequel on ne peut incriminer que le passage d'un lieu chauffé à un endroit frais.

OBS. IV. — (Onimus et Legros) Analyse.

Bouillet, employé, se lève, se rend à son bureau sans que le bras présente rien d'anormal. A 9 heures il sent le froid ; à onze heures il est paralysé des extenseurs. Pas de douleur. Guérison en six séances. Contractilité électro-motrice conservée.

On ne peut pas dire au moins pour ces deux dernières observations qu'il y ait eu décubitus prolongé sur le côté, condition indispensable, selon M. le professeur Panas, de la production de la paralysie.

Si les nerfs du bras autres que le radial sont si rarement atteints, la raison doit en être due à la position superficielle du radial, laquelle le rend particulièrement accessible aux agents extérieurs; nous venons de montrer que, au même titre que la compression, le froid peut être regardé comme un agent de cette sorte. Il en est de même pour les paralysies si fréquentes du nerf de la septième paire, qui ont pour origine l'action prolongée d'un coup de froid sur un des côtés de la face ; c'est pour ce motif qu'elles sont presque toujours unilatérales. M. Panas a réagi contre la tendance qui portait à toujours mettre en cause le refroidissement, et il a ainsi rendu un grand service à l'étude de la paralysie radiale et, par extension, à celle des paralysies du plexus brachial. Autrefois c'est le rhumatisme qu'on était toujours disposé à faire intervenir et bien des auteurs classiques conservent encore pour ces paralysies périphériques la terminologie de rhumatismales. Mais, comme le fait très justement remarquer M. le professeur Jaccoud, « tout phénomène morbide né sous l'influence du froid ne doit pas pour cela même être qualifié de rhumatismal. » Duchenne a le premier reconnu le rôle prédominant du froid et M. Panas a enseigné que, pour la genèse de ces paralysies, la compression légère et passagère est une cause suffisante et qu'il faut lui réserver sa bonne part. Pour l'étiologie de notre obs. I, l'influence du froid, l'action d'un léger traumatisme, ont été, nous l'avons dit, inutilement recherchées. En conséquence, les deux théories de Duchenne et de M. Panas, bien loin d'être exclusives l'une de l'autre, ne suffiraient pas à rendre compte de la totalité des faits et laisseraient place pour une troisième série de paralysies que nous appellerons *spontanées*, à défaut d'autre dénomination plus précise.

Une autre conséquence de notre obs. I, c'est qu'elle apporte indirectement une nouvelle force à l'opinion de Duchenne exposée ci-dessus, et certes ce n'est pas une de ses conclusions les moins intéressantes. On s'est demandé comment expliquer qu'une cause générale telle que le froid n'attaque le radial que dans sa moitié inférieure, le respectant sans son trajet depuis son origine jusqu'au coude. Il a déjà été répondu de plusieurs façons à cette question, mais la meilleure réponse n'est-elle pas encore celle qui consiste à alléguer un fait comme le nôtre sans lequel la région innervée par le radial est tout entière intéressée par la paralysie. Et cependant le médian est demeuré intact, alors que les autres branches terminales étaient paralysées dans toute leur étendue. Et d'autre part, ne connaissons-nous pas aussi des cas de paralysie radiale dans lesquels l'impotence fonctionnelle n'avait pas envahi tous les muscles d'innervation du radial, au-dessous du coude? La distribution de l'akinésie peut bien n'être capricieuse qu'en apparence, et pour un certain groupement de muscles paralysés nous proposerons une explication à laquelle on était loin de s'attendre avant les travaux de M. Erb. Cet auteur localise le siège de certaines paralysies dans les racines du plexus brachial.

Après avoir examiné les causes determinantes des akinésies du plexus brachial, à propos de notre cas de paralysie spontanée, il nous reste à nous demander comment cette dernière paralysie a pu se produire. Ce n'est évidemment que par analogie que nous pourrons conclure et après avoir mentionné les hypothèses qui ont cours pour l'explication des paralysies dites à frigore. Nous ne parlerons pas des paralysies par compression comme les entend M. Panas; « l'anatomie, la physiologie pathologique, aussi bien que l'étiologie et les symptômes de cette paralysie comparée aux paralysies de cause mécanique, tout en un mot concourt à lui assigner une place parmi ces dernières. »

(Panas, loc. cit.) — Or le fait dont nous recherchons la pathogénie n'a pas de rapport avec les paralysies traumatiques ;
c'est bien plutôt à la variété à frigore des paralysies périphériques qu'il fait songer.

Sous cette dénomination de *paralysies périphériques*, le
moment est venu de le dire, on comprend les paralysies
dues à une lésion des nerfs cérébro-rachidiens, depuis leur
sortie du cerveau et de la moelle épinière jusqu'à leur distribution dans les muscles.

Grâce à cette définition, nous éliminons toute une série
d'affections nerveuses dont l'origine centrale est plus que
probable. Pour la genèse de notre obs. I, en particulier
nous nous empressons de dire que nous récusons de prime
abord toute altération de l'axe cérébro-spinal rachidien. (1)

Faut-il pour l'interprétation de notre cas et des cas analogues au nôtre faire intervenir une lésion rhumatismale ?
L'altération rhumatismale des nerfs et des muscles n'est
pas encore connue. Dans son savant article du *Dictionnaire
Encyclopédique*, M. Ernest Besnier s'exprime ainsi (P.749) :
« Les localisations du rhumatisme sur les cordons nerveux
peuvent produire, après une assez longue durée ou dans les
cas intenses, des lésions *trophiques* plus ou moins considé-
rables dans les parties gouvernées par le nerf atteint (atrophie sciatique) : il est tout à fait exceptionnel qu'elles produisent des altérations capables d'atteindre d'*emblée* le

_____

(1) M. le professeur Peter, qui a signalé le premier la paralysie terminale
possible des périodes ultimes de la phthisie pulmonaire, s'exprime ainsi (clin.
méd. T. II. LVIII leç.) :

« A l'occasion de faits semblables aux miens, de paralysie localisée aux
membres supérieurs, pensez donc à quelque lésion cérébrale, d'origine probablement tuberculeuse, et, cherchez-la bien à la surface des circonvolutions. »
En outre, M. Peter note une élévation de la température locale dans le cas de
paralysie récente de la sensibilité par lésion des centres nerveux. Nous dirons
plus loin comment se comporte la température dans les paralysies périphériques

pouvoir moteur du nerf, de produire la paralysie du mouvement. Les paralysies *nerveuses* proprement dites ne sont pas des paralysies rhumatismales *directes* au vrai sens du mot; telle est la paralysie du nerf radial, par exemple, que Panas a bien montré être une paralysie traumatique; la paralysie faciale qui dépend des conditions anatomiques particulières et non de la nature de la lésion nerveuse du nerf facial, etc. » A part nos réserves sur le passage relatif à la paralysie traumatique de M. Panas, — nous savons en effet que le traumatisme est loin de rendre compte de tous les cas, — cette citation nous suffira pour montrer avec combien de circonspection devra être acceptée la nature rhumatismale de l'akinésie du membre supérieur. Nous adoptons entièrement la distinction formulée par M. Ernest Besnier. C'est obscurcir à plaisir l'histoire du rhumatisme que de confondre les maladies à frigore avec les maladies rhumatismales. On arriverait en persistant dans cette voie à englober, avec Eisenman, presque toute la pathologie dans le rhumatisme. Pour ce qui est de notre obs. I, si l'on a pu songer un instant au rhumatisme articulaire, en présence de la rougeur et de la tuméfaction du bras, l'absence de douleur, la liberté et la souplesse des articulations ne tardèrent pas à faire abondonner cette idée.

Notre terrain ainsi dégagé, expliquerons-nous avec Weir Mitchell (Lésion des nerfs, 1874) la paralysie à frigore par la congestion des troncs nerveux. « Une congestion plus ou moins intense, écrit-il dans sa remarquable monographie, se produit toujours lorsque les tissus refroidis ou congelés par quelque moyen que ce soit reviennent à une température ordinaire. Le tissu nerveux ne fait pas exception à cette loi. Dans le cerveau, dans la moelle, dans

les troncs nerveux, le retour de la chaleur s'annonce toujours par une congestion sanguine dont les symptômes
varient avec la région atteinte. Les altérations de tissu
produites directement par la congélation, interviennent
sans doute, mais à un faible degré. dans la production des
symptômes. »

Les nerfs congestionnés, dans les expériences de Weir
Mitchell et de Waller, ont offert une coloration plus som-
bre et un volume plus considérable qu'à l'état normal,
aspect résultant de l'hyperémie des faisceaux périfasci-
culaires et même intrafasciculaires. Les nerfs sont en effet
très vasculaires et susceptibles de toutes les modifications
inhérentes à la présence des vaisseaux. Ajoutons que les
coupes ont rendu évidentes les ruptures vasculaires qui
ont donné lieu aux hémorrhagies dans les interstices cellu-
laires des troncs nerveux. Weir Mitchell et Waller ont pu
conclure de leurs expériences de réfrigération que les
symptômes de la congestion des troncs nerveux sont :
l'engourdissement, l'hyperesthésie, les fourmillements, les
picotements légers, la perte plus ou moins complète de la
motilité. Quand on rencontre ce complexus symptomatique dans le domaine d'un nerf, doit-on en conclure qu'il y
a hyperémie du tronc nerveux et rapporter à cet état
pathologique ces affections dites fonctionnelles dont les
lésions échappent au contrôle anatomique ? M. le professeur Vulpian, dont la compétence est si grande en ces
matières, déclare dans la préface du livre de Weir Mitchell,
que ces expériences de réfrigération ne sauraient le con-
vaincre et il considère l'opinion de Weir Mitchell comme
une hypothèse sans fondement ; il pense même que la congestion, loin d'être la cause déterminante, pourrait bien
n'être qu'un résultat de la paralysie.

Reste la *névrite* que le froid peut fort bien produire et
qui s'accompagne souvent de paralysie, ainsi que Duchenne
et les auteurs en rapportent des exemples. Chacun sait que
la névrite est très difficile à provoquer chez les animaux.
M. le professeur Vulpian n'y est jamais parvenu ; Weir
Mitchell aurait été plus heureux dans une expérience seulement. Chez l'homme, la névrite est rare, mais elle existe
et chacun en connaît des observations.

Les caractères anatomiques de la névrite aiguë sont peu
différents de ceux de la congestion des nerfs, état qui la
précède d'ordinaire. L'inflammation est limitée au tissu
conjonctif que entoure le nerf (*périnévrite*) ou bien elle
occupe le tissu conjonctif interfasciculaire (névrite *inters-
titielle*) et généralement l'inflammation atteint à la fois
tout le tissu conjonctif du cordon nerveux. Ainsi qu'il est
dit dans *la Clinique médicale de l'hôpital de la Charité de
M. Vulpian* (page 916), il est rare lorsqu'il en est ainsi que
les tubes nerveux ne soient pas atteints secondairement ;
c'est alors que le tissu musculaire s'atrophie. MM. Charcot
et Pitres ont de plus fait voir que, dans quelques cas, l'inflammation était véritablement parenchymateuse et pouvait même l'être d'emblée, en ce sens que, dès le début,
elle occupait surtout les tubes nerveux.

Toutefois, ce n'est guère que lorsque l'inflammation du
nerf tend à passer à l'état subaigu et chronique, qu'à la
congestion et à l'inflammation du nerf succède la sclérose,
phénomène ultime du processus morbide, laquelle produit
l'akinésie par la compression des tubes nerveux et par la
disparition plus ou moins complète de ceux-ci. Cette
atrophie des tubes nerveux a fatalement pour conséquence l'atrophie musculaire symptomatique.

La paralysie motrice et sensitive, comme nous l'avons

dit, s'établit quelquefois d'emblée, le processus périnévri-
tique comprimant les troncs nerveux; dans la grande géné-
ralité des cas cependant, la paralysie ne survient qu'après
un temps notable, ainsi qu'il ressort d'une observation
choisie parmi beaucoup d'autres dans l'*Electrisation loca-*
lisée de Duchenne, page 693. L'atrophie musculaire est un
phénomène consécutif ordinaire.

Les observations cliniques de M. le professeur Lasègue
et celles plus récentes de M. le Dr Landouzy (De la *sciatique*
et de l'atrophie musculaire qui peut la compliquer, travail
paru en 1875 dans les Archives de médecine) établissent
la réalité de l'atrophie musculaire consécutive à certaines
sciatiques dystrophiques ou névritiques. Les sciatiques
suivies de dystrophie musculaire rappellent selon M. le
Dr L. Landouzy, la symptomatologie de la névrite sub-
aiguë : douleurs rémittentes ou continues, gravatives, ac-
compagnées ou non d'accès de souffrances aiguës. Tels
seraient les principaux traits de l'affection quand il y a
névrite. Nous notons dans l'observation de Duchenne dont
la page a été citée quelques lignes plus haut, que la paralysie avait été précédée de douleurs atroces qui siégeaient
dans le trajet du nerf radial et de ses ramifications et
qu'après trois mois de durée, les douleurs avaient disparu
tout à coup : les muscles animés par le radial avaient été
frappés de paralysie et s'étaient atrophiés très rapidement.

Ajoutons que la névrite spontanée, aussi bien que la
névrite traumatique, s'accompagne de troubles nutritifs,
trophiques, portant sur la peau, les muscles, les articulations. Mais ce n'est pas ici le lieu d'exposer ces diverses
altérations.

Comme conclusion de ce qui précède nous ne saurions

mieux faire que de citer ce passage de M. le professeur Jaccoud : « la névrite spontanée est dite rare et même exceptionnelle : cela est vrai, si l'on ne tient compte que des faits complétés par l'examen anatomique ; mais si on se laisse guider par l'analogie des symptômes, on doit, ce me semble arriver à une autre conclusion. Je suis convaincu que bon nombre de paralysies et de névralgies circonscrites, qui passent pour essentielles ou rhumatismales, sont l'effet d'une inflammation dans les nerfs correspondants (Traité de pathologie interne, 1877, t. I, pp. 399-400). Nous pensons que l'opinion émise dans cette citation représente exactement l'état actuel de la science sur ce sujet.

Quant à notre observation principale, nous admettons, avec M. Straus, que la paralysie doit être attribuée à une *névrite* légère des branches du plexus brachial. C'est l'hypothèse qu'on invoque généralement, ainsi qu'il résulte de ce que nous venons de dire, pour expliquer les paralysies dites a frigore du radial. « Quant à interpréter l'intégrité si curieuse qu'a présentée, dans mon cas, le nerf médian, j'avoue que je n'ai aucune explication plausible à fournir. » (Straus, *loc. cit.*).

SYMPTOMATOLOGIE.

Les causes des paralysies du plexus brachial pouvant être très diverses, les symptômes devaient offrir, suivant les cas, des différences bien tranchées, ce qui s'observe en effet. Au début, il peut exister un rapport assez constant entre le trouble fonctionnel et la lésion initiale, mais il n'en est plus de même pour les troubles consécutifs lesquels réagissant les uns sur les autres ne se rattachent qu'indirectement à la cause première. Il est cependant possible, à travers cette complexité et cette diversité de phénomènes, de discerner quelques traits généraux dont l'exposition rendra plus claires les considérations particulières que nous avons l'intention de présenter dans ce chapitre.

C'est sur ce qui se passe du côté de la *motilité* que l'attention est tout d'abord attirée. Après une période indéterminée de fourmillements et d'engourdissements, sensations dont le siège n'est pas toujours le même, le malade ne peut plus faire exécuter à son membre supérieur les mouvements ordinaires. Que l'akinésie soit plus ou moins généralisée, peu importe au malade que l'impotence fonctionnelle de son membre supérieur rend incapable de tout travail ; mais l'intérêt est tout autre pour le médecin, à tous les points de vue du diagnostic et du traitement ; aussi sa principale préoccupation est-elle de rechercher si tous les muscles participent à la paralysie, ou s'il y a des exceptions, quels sont ceux qui en bénéficient.

La zone du radial est incontestablement celle qui est le plus souvent touchée, celle aussi dont les désordres so... le plus caractéristiques, aussi est-ce par ce nerf que commence habituellement l'examen. Le bras conserve tous ses mouvements normaux sur l'épaule et, en général, il en est de même des mouvements de l'avant-bras sur le bras. Dans les paralysies complètes dont notre observation I offre un remarquable exemple, l'extension est perdue, par suite de la paralysie du triceps et de l'anconé.

A l'avant-bras, l'attitude dénote une impotence des muscles préposés à la supination et à l'extension de la main et des doigts ; la main est inclinée sur l'avant-bras et le groupe éxterne des deux radiaux et du cubital postérieur, extenseurs du poignet, est impuissant à la relever. En outre, si l'on place la main sur un plan horizontal, le malade ne peut imprimer au poignet aucun mouvement de latéralité, les muscles extenseurs étant aussi, le cubital postérieur un muscle adducteur, le premier radial un muscle abducteur. Le long et le court supinateur qui complètent avec les radiaux le groupe externe de l'avant-bras sont aussi paralysés, ce qui ne se voit jamais dans la paralysie saturnine. Cette paralysie des supinateurs est facile à constater. La main restant en demi-pronation, l'inertie du court supinateur, supinateur indépendant (Duchenne) fait que le malade ne peut pas la reporter en supination. Ajoutons que si le radial était seul paralysé, nous verrions le biceps se contracter énergiquement et amener l'avant-bras dans la demi-flexion, le biceps étant à la fois supinateur et fléchisseur. Ce mouvement ne se produit pas, le biceps étant frappé lui aussi. Le long supinateur n'entre pour rien dans le mouvement de supination ; il est surtout fléchisseur de l'avant-bras sur le bras. Si l'on place l'avant-bras dans la demi-flexion et dans la demi-pronation et si l'on engage le malade à le fléchir davantage pendant qu'on s'oppose à ce mouvement, le long supinateur ne forme aucun relief. Restent les extenseurs, c'est-à-dire l'extenseur commun des doigts, les extenseurs propres du pouce, ceux de l'index et du petit doigt, auxquels il faut ajouter le long abducteur du pouce. Leur paralysie est évidente au premier abord : quelque effort que fasse le malade, il ne parvient pas à étendre les premières phalanges infléchies sur les métacarpiens. En un mot, tous les muscles externes et postérieurs de l'avant-bras, ainsi que le triceps et l'anconé, sont atteints par la paralysie.

La paralysie du radial ne s'opère qu'un certain temps après l'accident qui l'a occasionnée.

Dans un cas publié dans une leçon de M. Duplay (Progrès médical, 1877, nº 13) et dans lequel l'étiologie a frigore est très nettement établie, il n'y eut pas, en quelque sorte, de prodromes. La malade, après avoir travaillé toute la journée de son état de blanchisseuse, se trouvait à table et tenait à la main droite une fourchette, lorsqu'elle ressentit un engourdissement de la main et l'avant-bras qui lui fit lâcher prise. Depuis ce moment, l'impotence persista avec les mêmes caractères qu'au début.

Nerf cubital, — Les mouvements produits par les muscles innervés par le cubital étant d'un usage moins fréquent que les mouvements des muscles de la sphère du radial, les désordres moteurs seront moins apparents que pour le côté externe de la main. En outre, la coïncidence de la paralysie radiale rendra nécessairement les signes bien moins nets.

Les muscles de l'éminence hypothénar forment une masse flasque et cèdent facilement sous le doigt. Le malade ne peut plus porter le petit doigt en avant, ni en dehors à la rencontre du pouce, à cause de la paralysie de l'opposant, du court fléchisseur, ainsi que de l'adducteur lequel n'est adducteur que par rapport au tronc et porte lui aussi le petit doigt en dehors.

L'annulaire et le petit doigt forment une *griffe incomplète*. En voici l'explication. Les attributions des interosseux, parmi lesquels il faut comprendre l'adducteur du pouce, sont multiples : ces muscles sont en effet extenseurs des deux dernières phalanges, adducteurs et abducteurs des doigts et en outre fléchisseurs des premières phalanges. Leur impuissance laisse prédominer les fléchisseurs, d'où la *griffe* ; celle-ci est incomplète, à cause de la paralysie radiale concomitante, l'extenseur commun et l'extenseur propre du petit doigt ne portent pas dans l'extension forcée les premières phalanges, comme cela se produit quand l'action des extenseurs n'est plus contrebalancée par celle des interosseux, fléchisseurs des premières phalanges.

Les interosseux qui imprimaient encore, dans la paralysie radiale, des mouvements de latéralité aux doigts, ont perdu cette action ; de même, la phalangine et la phalangette que le malade pouvait étendre lorsqu'on avait pris soin de redresser les phalanges métacarpiennes, ne peuvent plus être relevées. Le pouce se trouve déjeté en dehors et le malade, par suite de la paralysie de l'adducteur du pouce, est incapable de le ramener du côté de l'index.

Médian et musculo-cutané. — Ces nerfs animent, le premier, les muscles pronateurs et fléchisseurs du poignet et des doigts, à l'exception du cubital antérieur et des deux filets internes du fléchisseur profond, le second les fléchisseurs de l'avant-bras.

Les mouvements de flexion et de pronation, tant de l'avant-bras que du poignet et de la main, se trouvent donc abolis lorsque ces branches sont intéressées dans la paralysie du membre supérieur. Notons que dans notre obs. I le médian étant intact et qu'il suffisait de soulever et de soutenir les premières phalanges des trois premiers doigts et de relever le poignet, pour que le malade pût encore exagérer le mouvement de ces phalanges déjà infléchies.

Le bras étant dans la supination, le malade pouvait le

porter dans la pronation, grâce à l'intégrité des rond et carré pronateurs. En outre l'index et le médius n'étaient pas aussi fléchis que les deux derniers doigts et ne participaient pas à la griffe ; la raison en est que les deux premiers lombricaux ne relèvent pas du cubital, comme on le croyait avant Duchenne ; c'est par le médian qu'ils sont conservés, tandis que les deux derniers le sont par le cubital.

L'impossibilité de fléchir l'avant-bras sur le bras et de suppléer à l'action du court supinateur paralysé démontre que le biceps est atteint lui aussi. Duchenne a montré en effet que le biceps est fléchisseur de l'avant-bras sur le bras et un des principaux supinateurs. C'était révéler suffisamment la paralysie du musculo-cutané.

Nous venons de passer en revue les branches terminales du plexus brachial, moins le brachial cutané interne et son accessoire lesquels sont purement sensitifs et dont on ne reconnaît l'état qu'en explorant la sensibilité cutanée.

Dans notre obs. I les désordres étaient bien moins étendus dans le territoire des branches collatérales du plexus, et c'est inutilement que les régions des six branches qui naissent au-dessus de la clavicule et des deux branches thoraciques ont été examinées avec soin ; une des quatre branches qui naissent au-dessous de la clavicule, le nerf axillaire ou circonflexe seulement était atteint par la paralysie. Le mouvement d'abduction du bras n'était pas possible, ce qui indiquait bien l'impotence du deltoïde. Aussi nous abstenons-nous de parler quant à présent des autres muscles, nous réservant de faire connaître au besoin les signes propres à leur paralysie.

Les désordres de la sensibilité se présentent ensuite à l'observation et l'accord a eu bien de la peine à se faire sur cette classe de symptômes. Si tous les nerfs du plexus sont atteints par la paralysie, il est certain que l'anesthésie sera complète ; mais cette généralisation est exceptionnelle et dans les cas observés communément, il arrive souvent que le mouvement seul soit perdu alors que la sensibilité cutanée se conserve ou n'est qu'émoussée. Ce fait est de règle dans la paralysie a frigore ou par léger traumatisme du radial, et l'on se demande comment une même cause agissant sur un nerf mixte respecte les filets sensitifs de ce nerf alors qu'elle frappe ses filets moteurs. Des diverses explications proposées, celle que nous préférons est la théorie de *la sensibilité récurrente,* laquelle découle des travaux physiologiques de ces dernières années et dont voici le principe actuellement admis par tout le monde : quand on coupe la racine d'un nerf mixte, le bout périphérique est encore sensible grâce à des fibres venues des racines postérieures et qui remontent vers les racines antérieures. Ces fibres récurrentes ne dégénèrent pas, comme le reste du bout périphérique avec lequel elles sont en rapport ; elles ne remontent pas jusqu'aux centres, elles abandonnent le nerf pour se jeter dans la peau. C'est donc par voie de suppléance que se rétablit la sensibilité après la section des nerfs mixtes (Arloing et Tripier) et c'est ainsi qu'on explique la conservation de la sensibilité dans les paralysies radiales ordinaires. Pour d'autres, M. Onimus entre autres les fonctions des fibres sensitives seraient plus difficilement abolies que celles des fibres motrices, et la persistance de la sensibilité ne serait qu'une question de résistance de la fibre sensitive supérieure à celle de la fibre motrice. L'hypothèse est très ingénieuse, mais la théorie de la récurrence à l'avantage de s'appuyer sur une condition anatomique. Nous avons dit qu'on voit quelquefois la sensibilité rester intacte, alors que la motilité fait défaut. Il ne faut pas se hâter toutefois de conclure qu'il s'agit alors d'une lésion légère ; la sensibilité peut être due aux fibres récurrentes et masquer une attrition, une destruction complète, une interruption dans la continuité du nerf.

La sensibilité peut être modifiée dans tous ses modes, sensibilité tactile, sensibilité à la douleur, sensibilité à la température. Weir Mitchell (loco citato) admet qu'il peut exister entre elles une indépendance à peu près absolue. M. L. Tripier, (dictionnaire encyclopédique, tome XII, 2me série) reconnaît qu'il peut exister de grandes variations entre ces trois espèces de sensibilité, mais il ne croit pas qu'on ait jamais observé, en l'absence de toute lésion du côté des centres nerveux, une diminution considérable à la douleur ou à la température, par exemple, avec une intégrité parfaite de la sensibilité tactile. Et l'argumentation qu'il développe à l'appui de son dire nous paraît des plus concluantes.

Un des modes de la sensibilité, la sensibilité thermique présente des différences faites pour déconcerter de prime abord et sur lesquelles on commence à posséder quelques notions exactes. Il a été constaté lorsque le malade de l'obs. I, est entré à l'hôpital Tenon un abaissement notable de la température du côté gauche paralysé, bien que le membre supérieur, surtout les doigts, la main et le poignet fussent rouges, visiblement tuméfiés, au point de présenter un aspect presque phlegmoneux. M. Terrillon (Contribution à l'étude de la contusion des nerfs mixtes, — Arch. de physiologie, 1877 page 265) dit que par la section ou le refroidissement prolongé d'un nerf mixte, les vaso-moteurs se paralysent, les vaisseaux correspondants se dilatent et la *température s'élève* : cette hyperthermie dure jusqu'à ce que des phénomènes irritatifs survenant, mais tardivement, au niveau de la lésion, il en résulte un abaissement de la température. Dans les cas de refroidissement, les phénomènes irritatifs étant probablement très-faibles, la température revient sensiblement à l'état normal, lorsque la cause est éloignée. La compression et l'irritation produisant au contraire des phénomènes irritatifs locaux immédiats amèneront d'emblée des phénomènes de refroidissement. .

Notre fait semblerait devoir contrarier ces explications attendu que le refroidissement du membre coïncidait avec la paralysie des nerfs vaso-moteurs parfaitement caractérisée. Mais des mensurations thermométriques régulières n'ont pas été pratiquées et il nous est impossible de rien conclure. Dans un cas de paralysie du membre supérieur gauche, d'origine traumatique que nous avons suivi dans le service de M. le professeur Vulpian, nous avons toujours trouvé une différence de température de 2 à 4 dixièmes de degré à l'avantage du membre non paralysé. Nous avons pris la température avec toutes les précautions désirables ; les deux mains ayant été laissées hors du lit pendant longtemps et le même thermomètre ayant servi aux explorations. Le membre paralysé reprenait son volume normal, après avoir présenté une atrophie notable, lorsque nous poursuivions nos recherches thermométriques.

Ce fait viendrait à l'appui des remarques de M. Terrillon que nous résumerons rapidement. Se fondant sur un cas de contusion des nerfs du bras gauche, avec paralysie immédiate des nerfs de l'avant-bras et de la main et, abaissement notable de la température dans toute la partie paralysée, M. Terrillon fait remarquer qu'il importe de diviser la question et d'étudier séparément les résultats immédiats et les résultats éloignés ou tardifs de la lésion.

Pour les résultats immédiats, il y a une différence capitale entre les phénomènes thermiques qui succèdent à une section complète ou incomplète du nerf et ceux qui résultent d'une irritation locale, telle que celle qui est due à la compression ou à la contusion.

Presque tous les auteurs reconnaissaient que immédiatement ou très peu de temps après la section complète ou incomplète d'un nerf mixte, il y a élévation de température dans les parties qui dépendent du nerf affecté.

La *compression* assez rapide d'un tronc nerveux (Waller, Weir Mitchell) amène au contraire un abaissement de température. La *contusion* semble donner les mêmes résultats (Caussard, 1861, thèse, Essai sur la paralysie, suite d'une contusion des nerfs; Duchenne, de Boulogne, électrisation localisée).

Quant à l'influence du froid, Weir Mitchell rapporte que Waller, dans ses expériences de réfrigération sur le nerf cubital constatait, au début, un abaissement de la température dans l'intervalle du troisième et du quatrième doigt; la température s'élevait ensuite pour revenir bientôt à l'état normal, si l'on enlevait la glace; mais, lorsque l'opération était longtemps prolongée, alors, pendant plusieurs jours la température restait plus élevée dans les régions innervées par le cubital.

En résumé, pour les phénomènes thermiques *immédiats*: abaissement de la température, après la contusion et la compression; élévation après la section et le refroidissement des nerfs.

Les phénomènes thermiques *secondaires ou tardifs* semblent ne pas varier suivant la nature de la lésion. La température est *abaissée* tant que persiste la paralysie musculaire et disparaît progressivement avec elle.

Un phénomène qu'il est très-fréquent de rencontrer dans les paralysies traumatiques du plexus brachial et quelquefois aussi dans les paralysies a frigore, c'est l'*atrophie musculaire*; d'ordinaire, c'est à une période éloignée de l'accident primitif qu'on la voit apparaître, mais pas assez éloignée cependant pour qu'on puisse la reporter à l'inertie *fonctionnelle* des muscles. M. Vulpian établit que l'atrophie qui succède à cette inertie fonctionnelle est relativement minime et met des années à s'accomplir.

Pour MM. Brown-Séquard et Charcot, les altérations musculaires proviendraient non pas de l'absence d'action du nerf, mais de l'action morbide exercée par le nerf altéré sur le muscle. Les recherches expérimentales de M. Vulpian, confirmées par les travaux histologiques de Erb. de Ziemsen et de Ranvier ne permettent pas de distinguer ainsi les effets de la section et ceux de l'irritation des nerfs. M. Charcot lui-même a reconnu que cette distinction pourrait bien n'être pas aussi rigoureuse qu'il l'avait cru tout d'abord.

On n'est pas fixé sur la pathogénie de ces altérations musculaires, et sans entendre donner une explication, le mieux est de dire avec M. Vulpian que les altérations musculaires consécutives à la section des nerfs ont pour cause la suppression d'une influence qui, provenant des centres nerveux, agit d'une façon incessante sur la nutrition intime du tissu musculaire. Cette influence porte d'abord sur les nerfs moteurs, s'exerce par leur intermédiaire sur les muscles et a pour foyer la substance grise de la moelle épinière comme Waller l'avait admis.

A côté des troubles nutritifs des muscles, il faut placer

ceux qui atteignent la peau, le tissu cellulaire et les articulations; nous n'y insisterons pas autrement. Quant à dire
s'il proviennent de la perte de la force nerveuse ou de leur
exagération, c'est une question obscure non encore résolue.

Nous avons hâte d'arriver aux résultats de l'exploration
électrique appliquée aux paralysies du plexus brachial.
On sait que la contractilité électro-musculaire est conservée dans la paralysie, *a frigore*, du radial , tandis qu'elle
fait souvent défaut dans les paralysies par lésions mécani-
ques des nerfs. Duchenne s'est fondé là-dessus pour admettre l'origine rhumatismale ou a frigore de la paralysie
du radial, et il est de fait que dans notre obs. I de paralysie spontanée du plexus brachial, la contractilité galvano
et farado-musculaire était conservée. Sans nous arrêter
aux exceptions que présentent la paralysie intense de la
septième paire et nombre de cas de paralysie traumatique,
nous passerons à l'étude très - importante des réactions
électriques présentées par les nerfs et par les muscles.

Duchenne, Remak, Baierlacher, etc, avaient déjà re-
commandé d'examiner séparément les nerfs et les muscles,
en montrant que leurs réactions dans les cas graves, sont
bien différentes selon que l'on emploie les courants continus ou les courants faradiques. Mais c'est surtout Erb qui
a constitué toutes ces notions en corps de doctrine et qui
a enseigné qu'il existe un rapport constant entre les conditions anatomiques des nerfs et des muscles, et leurs réactions par l'emploi de ces deux électricités . C'est dans le
Nouveau Dictionnaire de médecine et de chirurgie, à l'article Muscle par M. Straus, antérieur à tout ce qui a été
écrit en France sur ce sujet, et à l'article Paralysie par
H. Mollière, que nous trouvons exposées en détail ces don-
nées nouvelles d'électro-pathologie ; nous nous contente-

rons d'en faire connaître les principaux traits. Voyons d'abord pour les nerfs frappés de paralysie. Après le déve-loppement de la paralysie, on constate une diminution continue et uniforme de l'électricité tant galvaniqne que faradique; du septième au douzième jour, on observe une inexcitabilité pure et simple, quelles que soient la nature du courant et son intensité. Dans les cas incurables, l'excita-bilité électrique est abolie pour toujours; quand la régéné-ration nerveuse s'opère, il se manifeste un phénomène des plus curieux : La motilité volontaire reparaît avant que les nerfs soient excitables par les courants électriques. D'a-près l'explication qu'en donne Erb, la régénération ner-veuse serait complète pour le cylindre-axe, lequel serait chargé de transmettre les mouvements volontaires, alors que la myéline nécessaire pour communiquer l'excitabili-té électrique au cylindre-axe serait incomplètement re-constituée.

Ce qui se passe du côté des muscles est bien différent. Pendant la première semaine sous l'influence des courants continus et induits, le muscle se comporte de la même manière que le nerf dégénéré. Mais à la fin de la première semaine, il se produit une diminution toujours croissante de la contractilité faradique qui se trouve tout à fait abo-lie vers la fin de la seconde semaine.

Cette disparition de l'excitabilté électrique est passagère, dans les cas de guérison, et dure de quatre à huit semaines environ; elle est permanente si la paralysie reste incurable. Quant à la contractilité galvanique, après avoir diminué elle aussi jusque vers la fin de la deuxième semaine, elle remonte ensuite notablement pendant les semaines suivantes et les muscles réagissent d'autant plus volontiers que les cou-rants sont plus faibles; ces courants sont même si faibles qu'ils sont sans action sur les muscles sains. Il faut dire cependant que cette excitabilité n'est jamais aussi forte qu'à l'état physiologique. Quand la motilité volontaire reparait, la contractilité galvanique se perd peu à peu et l'excitabilité par les courants induits se récupère progressivement. Quelquefois, la contractilité faradique peut rester éteinte, malgré le rétablissement de la motilité volontaire, alors l'excitabilité par les deux courants ne redevient normale et égale qu'au bout de plusieurs mois , quelquefois de plusieurs années.

Comment expliquer que, dans la *réaction de dégénérescence*, selon la dénomination de Erb, le muscle ne soit plus impressionné par le courant faradique alors qu'il l'est encore par les courants continus? Cela tient, a-t-on dit, à une *sclérose temporaire* des muscles, état qui les rend incapables de réagir sous l'influence de courants brefs et instantanés, tandis qu'ils réagissent facilement sous l'influence de courants à durée plus longue. Et en effet, si l'on fait agir sur le même muscle paralysé un courant galvanique très fort et rendu instantané au lieu d'un courant faible et continu, on ne voit plus de contraction se manifester.

Dans les observations qu'on lira plus loin, les *réactions dégnératives* se trouvent signalées, ce qui indique qu'il s'agit de cas graves. Mais ce n'est pas cette particularité qui nous a le plus frappé dans ces observations; c'est la localisation de la paralysie. Nous avons eu occasion de faire remarquer qu'il est très rare d'observer la paralysie de la totalité des muscles qui sont du ressort du plexus brachial; alors même que la lésion normale paraît s'être exercée sur un point correspondant à l'ensemble des branches du plexus, il peut arriver que certains muscles seulement demeurent paralysés. Ainsi dans les paralysies consécutives à l'usage des béquilles à un seul montant et dont la traverse n'est pas suffisamment garnie, tout le bras peut être paralysé, ce qui est exceptionnel et il semble hors de doute pourtant que tout le plexus subit l'effet de la compression. Le Dr Laféron, thèse 1868, par des recherches très précises est arrivé à conclure que c'est principalement sur le radial que s'exerce, dans ces cas, la compression de la béquille, ce qui rend bien compte du désordre apparent de la paralysie. Il en est de même pour les paralysies qui résultent des manœuvres obstétricales. Duchenne, le premier a signalé une distribution singulière des troubles moteurs en désaccord absolu avec les connaissances anatomiques et physiologiques actuelles. Du reste, plus préoccupé des applications thérapeutiques et diagnostiques de l'électricité que des investigations théoriques, il se contenta de consigner le fait sans hasarder aucune hypothèse personnelle.

M. le professeur Erb a communiqué au Congrès des naturalistes de Heidelberg, 1874, une note intitulée : Sur une localisation particulière de paralysie dans le plexus brachial. Ueber eine eigenthümliche Localisation von lœmungen in plexus brachialis (Verhand der Heidelberg naturaliste, med. Vereins, 1875, N. S. p. 130).

Il ressort de la lecture de cette note que ces paralysies obstétricales ne constituent pas une exception et qu'il est relativement fréquent de rencontrer soit des cas analogues soit d'autres cas dans lesquels aussi se trouve atteint par la paralysie un groupe de muscles toujours les mêmes, muscles ne correspondant pas à la distribution d'une seule des branches de plexus brachial, mais innervés par différentes branches de ce plexus. Voici les quatre faits que

M. Erb a observés et qu'il résume ainsi [dans son mémoire.

Il s'agit manifestement dans le premier cas d'une névrite traumatique d'une partie du plexus brachial.

Observation V.

Conrad Sauer, âgé de 52 ans, cordier. Malade depuis cinq semaines après avoir porté un lourd fardeau sur la tête.

Les débuts furent marqués par de la douleur et par de la raideur dans la moitié gauche de la nuque et dans l'épaule gauche, qui se propagèrent dans le bras gauche jusque dans les doigts ; en même temps engourdissement du pouce et de l'index et faiblesse du bras telle que le malade ne pouvait plus e soulever. A l'exploration : *Paralysie complète du deltoïde gauche, du biceps, du coraco-brachial et du long supinateur*. Le court supinateur paraît très affaibli. Tous les autres muscles de l'épaule, ainsi que le triceps et l'ensemble des muscles de l'avant-bras et des petits muscles de la main sont intacts.

Au pouce et à l'index, sensation d'engourdissement; légère diminution de la sensibilité. A l'exploration électrique, réaction de dégénérescence incomplète. Les muscles, un peu sensibles à la pression, s'atrophient pendant le cours de la maladie. Guérison au bout de sept semaines d'un traitement galvanique.

Dans le cas suivant, il s'agit d'une lésion traumatique d'une partie du plexus brachial.

Observation VI.

J. A. Ressinger, âgé de 38 ans, boulanger. Chute, il y a dix jours, dans un escalier, sur la main gauche étendue, l'épaule portant contre la muraille. Aussitôt, faiblesse du bras, douleur dans le pouce, engourdissement dans la région de l'épaule et dans la moitié supérieure du bras.

A l'examen : *Paralysie complète du deltoïde gauche, du biceps, du coraco-brachial* (l'état du long supinateur n'est pas noté). Tous les autres muscles du membre thoracique sont sains. Pas de trouble de la sensibilité. Dans les muscles paralysés, réaction de dégénérescence très accusée. Persistance très tenace de la paralysie ; amélioration au bout de six mois de traitement seulement.

Dans l'observation suivante, le diagnostic est encore : névrite d'une partie du plexus brachial, seulement *la cause de la maladie est indéterminée*. Est-ce le froid qu'il faut accuser, ou bien s'agit-il d'une paralysie spontanée comme dans notre obs. I, nous ne sommes pas en mesure de nous prononcer là-dessus. L'auteur n'insiste pas assez sur l'étiologie pour que nous soyons autorisé à ranger ce fait à côté de celui de M. Straus.

Observation VII.

G. M. Kintzmeyer, âgé de 17 ans, cloutier. Début, il y a deux mois par de l'engourdissement du pouce et de l'index gauches. Au bout de quinze jours la paralysie se développe jusqu'au point où elle est aujourd'hui. Cause inconnue. A l'exploration : *Paralysie complète du deltoïde, du biceps du coraco-brachial* et du *long supinateur* ; plus tard, il s'y adjoignit la paralysie du *court supinateur* et du domaine d'innervation du *médian*, à l'*avant-bras et à la main*. Les autres muscles de l'épaule, de la partie supérieure du bras et de l'avant-bras sont intacts. Engourdissement dans la sphère de distribution du médian à la main et aux doigts. Réaction de dégénérescence incomplète ; légère atrophie des muscles. Guérison après quatre mois de traitement par le courant galvanique.

La paralysie est due dans le quatrième cas à la compression de certaines parties du plexus brachial par des ganglions sus-claviculaires dégénérés.

Observation VIII.

Stumpf, âgé de 52 ans, marchand. Souffre depuis six à huit semaines d'une paralysie du bras gauche qui s'est développée en quelques jours. En même temps, apparition dans la moitié gauche de la région cervicale d'une grosse tumeur ganglionnaire. Pas de douleurs, engourdissement pénible dans le pouce et l'index gauches.

A son entrée on constate une *paralysie complète du deltoïde, du biceps est du coraco-brachial* (le long supinateur n'est pas exploré). Le triceps, tous les muscles de l'épaule et de l'avant-bras sont dans un état normal. Pas d'anesthésie, traitement galvanique sans résultat. Au bout de quelques semaines, apparition d'une paralysie et mort rapide par carcinose généralisée.

Un fait qui s'impose à l'attention, c'est que ce sont les mêmes muscles qui sont atteints et que ces muscles se trouvent être sous la dépendance de différentes branches du plexus brachial. En effet, les muscles constamment paralysés dans les quatre cas sont : le *deltoïde*, le *biceps*, le *coraco-brachial*; presque toujours aussi le long supinateur plus rarement le court supinateur est le domaine de distribution du nerf médian. Ce groupement de muscles paralysés ne saurait être l'effet du hasard ; il doit reconnaître une *cause anatomique* préécise. Nous voyons en effet dans les circonstances étiologiques les plus diverses, la même combinaison de muscles systématiquement paralysés.

Les muscles en question sont innervés par des nerfs très différents : le deltoïde par le nerf circonflexe, le biceps et le coraco-brachial par le nerf musculo-cutané ; le long et

le court supinateur par le nerf radial; dans un cas le me-
dian a été compromis.

Le *nerf cubital a toujours été épargné.* Il est clair et
l'examen des rapports d'anatomie et de topographie le démontre aisément, que la cause de paralysie ne pouvait pas
avoir son siège en un point quelconque du trajet des nerfs
désignés ci-dessus, au deçà du plexus. D'autre part, il n'y
a dans ces nerfs que quelques filets et toujours les mêmes
qui sont paralysés, les filets sensitifs sont presque toujours demeurés indemnes. La cause devait donc résider
plus haut, sur le plexus même, ou avec plus de vraisem-
blance au niveau de l'une ou de plusieurs des racines du
plexus, en un point où les filets moteurs destinés aux muscles intéressés sont encore réunis et ne se sont pas encore
répartis dans les diverses branches terminales du plexus.

Les anatomistes ne donnent que peu de renseignements
sur la répartition des filets nerveux dans les racines du
plexus brachial ; pour ce qui regarde l'homme surtout, on
ignore quels sont les muscles de l'extrémité supérieure
auxquels se rend chacune des branches antérieures des
quatre dernières paires cervicales et de la première dorsale. Cependant il ressort des descriptions classiques
comme des recherches anatomiques de M. Erb que ce sont
principalement le cinquième et le sixième nerf cervical
qui fournissent aux rameaux du plexus brachial intéressés
dans les cas mentionnés ci-dessus, tandis que le nerf cubital toujours épargné est surtout constitué par des filets
provenant des racines inférieures du plexus brachial.
M. Erb n'a pas eu l'occasion de vérifier cette question par
des recherches anatomiques particulières; c'est par l'exploration faradique du plexus brachial qu'il a pu s'assurer
de ce fait. En excitant, chez certains sujets se prêtant bien

à ses recherches à l'aide d'une électrode très fine, un point déterminé situé entre les deux chefs des scalènes et correspondant à l'émergence des cinquième et sixième nerfs cervicaux, il a réussi à faire *contracter simultanément* le deltoïde, le biceps, le coraco-brachial et les supinateurs, tous les autres muscles du membre demeurant au repos. Il est sans doute difficile, dans cette exploration, de ne pas exciter les autres filets du nerf radial; on y arrive cependant chez quelques sujets. Bien plus, on réussit parfois à exciter ces derniers filets isolément, de sorte qu'alors tous les muscles innervés par le radial se contractent, le long supinateur excepté.

M. Erb en conclut que c'est en un point du plexus brachial avoisinant les scalènes que se trouvent réunis les filets moteurs qui sont constamment paralysés dans les observations sus mentionnées. Il est donc vraisemblable, ajoute M. Erb, que dans les quatre observations, la lésion siégeait au niveau du cinquième et du sixième nerf cervical, particulièrement sur les branches antérieures de ces nerfs. Quand il s'agit de processus capables de se propager le long du plexus brachial, d'une névrite par exemple, on s'explique aisément que dans certains cas, d'autres branches du plexus brachial, le nerf médian, comme on l'a vu, participent à la paralysie et qu'ainsi la paralysie occupe une plus grande étendue. Mais ce qui est caractéristique, c'est la paralysie constante et simultanée du deltoïde, du biceps, du coraco-brachial et du long supinateur.

On voit donc qu'il existe certaines combinaisons particulières de paralysies musculaires de l'extrémité supérieure, dans lesquelles, à part ce groupement de la paralysie, on est autorisé à localiser le siège de la paralysie dans les racines du plexus brachial et surtout dans les

deux racines supérieures. Cette localisation est très importante à connaître pour le traitement et spécialement pour
le traitement par l'électricité.

Une combinaison analogue, dit encore M. Erb, se
retrouve dans les paralysies dites *obstétricales*, lesquelles
ne sont pas rares chez les nouveau-nés et que Duchenne
a le premier remarquablement décrites. Duchenne dit en
effet (*Electrisation localisée*, 3ᵉ édition, p. 357), qu'à la
suite d'accouchements où il est difficile d'abaisser les bras
de l'enfant et où l'on est obligé pour extraire le corps après
la sortie de la tête, d'exercer de fortes tractions à l'aide
d'un doigt introduit en forme de crochet sous l'une des
aisselles; dans ces cas, c'est surtout le deltoïde, le biceps,
le coraco-brachial et en outre le sous-épineux qui sont
paralysés.

M. Erb a observé un cas semblable à ceux de Duchenne;
il s'agissait d'un enfant qui était venu au monde, deux
mois avant terme, à la suite d'un accouchement laborieux. Le bras tombait immobile le long du corps et se
trouvait dans une forte rotation en dedans; la main était
inclinée sur l'avant-bras et les doigts repliés vers la main.
L'exploration électrique, naturellement très difficile à
pratiquer chez les petits enfants, apprit que le deltoïde, le
biceps, le coraco-brachial et vraisemblablement aussi le
long du supinateur étaient complètement paralysés. La
paralysie avait gagné le sous-épineux et la sphère d'innervation du radial était très faible.

M. Erb se croit autorisé à conclure que la cause traumatique ne porte pas, comme le pensait Duchenne, sur le
creux axillaire, mais plutôt vers la base du cou dans le
voisinage des scalènes. Il n'est pas admissible en effet que
l'introduction du doigt sous l'aisselle puisse déterminer la

paralysie de ce groupe de muscles, attendu que le nerf
sus-scapulaire qui innerve le sous-épineux est, dans cette
opération, à l'abri de tout traumatisme.

Selon l'auteur, la *manœuvre de Prague* qu'on pratique
quelquefois dans la version pour l'extraction de la tête est
une cause fréquente de cette forme de paralysie obstétri-
cale. Cette manœuvre, en usage à la Maternité de Prague,
consiste en ceci, d'après la description de Kiwisch : « Lorsque la tête est encore élevée, on abaisse complètement le
tronc vers le périnée de la mère et l'on donne au diamètre
transversal des épaules une direction propre à favoriser le
passage de la tête à travers les diamètres du bassin auxquels elle correspond ; puis on applique les doigts en cro-
chets sur les épaules et on exerce une traction graduellement augmentée et dirigée en arrière... » Or, les doigts
entourant ainsi le cou, pour peu qu'il soit besoin d'exercer
une action énergique, il y a compression non pas du plexus
lui-même ou de ses branches terminales, mais bien de ses
racines et surtout de ses racines supérieures. Ce qui le
prouve en outre c'est la participation à la paralysie du
muscle sous-épineux dont le nerf émane du faisceau radi-
culaire le plus élevé du cinquième ou du sixième nerf cervical. Aussi, la paralysie du sous-épineux pourrait devenir
un critérium important et d'une valeur incontestable pour
la localisation des paralysies du plexus brachial.

M. Ernest Remak a présenté à la Société de médecine
de Berlin (*Zur Pathol. der Lähmungen des Plexus brachialis*, — in Berlin. *Klinische Wochenschr.*, 1877, n° 2) une
note sur la pathologie des paralysies du plexus brachial,
très analogue à la communication de M. Erb et qui peut
servir de travail de contrôle. Voici les observations sur
lesquelles elle repose. Dans la première, c'est une paraly-

sie du bras droit qui s'est développée sans cause apprécia
ble, si ce n'est peut-être le froid.

OBSERVATION IX.

Une femme, âgée de 48 ans, est venue me consulter avant-hier de la part
du professeur Henoch; elle présente une atrophie considérable et une paralysie complète du deltoïde gauche. Rien d'anormal autrement du côté de
l'épaule; le bras n'est pas dans la rotation en dedans. Cette paralysie, qui
se produit dans les lésions du nerf axillaire, ne mériterait pas d'être signalée, si un examen attentif ne révélait une complication intéressante. Tout
d'abord, la grande facilité avec laquelle on fait mouvoir la tête de l'humérus montre bien que la paralysie n'est pas due à une luxation mal réduite.
La malade ne se souvient que d'avoir eu froid au cou en septembre de la
même année, et c'est à la suite de ce refroidissement qu'elle a éprouvé de
la douleur dans le côté gauche du cou et dans l'épaule; c'est vers le trois
octobre que la paralysie de l'épaule apparut subitement; il fut ensuite impossible à la malade d'élever l'avant-bras jusqu'à la tête. A la partie supérieure
du bras gauche, atrophie qui porte sur les fléchisseurs. La mensuration
donne pour la circonférence du membre 2 centimètres de moins qu'au bras
droit. Il est facile de s'assurer que le biceps et le coraco-brachial sont très
affaiblis. En outre, l'avant-bras étant fléchi et la main en demi pronation,
le long supinateur ne se contracte pas, tandis que de l'autre côté il fait une
forte saillie, quand on dit à la malade de résister. A l'occasion de la paralysie du long supinateur, qui est animé par le radial, nous explorons les
autres muscles qui font partie de la sphère d'innervation de ce nerf. Le
court supinateur seulement est trouvé paralysé; en effet, l'avant-bras étant
dans l'extension, la malade ne peut pas porter la main en supination, sans
le secours du biceps.

Tous les autres muscles qui sont sous la dépendance du radial, à savoir
le triceps, les extenseurs de la main et des doigts sont intacts. Rien à noter
non plus pour les autres branches du plexus radial; le médian et le cubital
sont dans leur état normal. Le rotateur externe de l'épaule, le *sous-épineux*
n'est nullement atteint par la paralysie. Pas de troubles de la sensibilité,
ni de troubles vaso-moteurs.

En résumé, les muscles atteints sont notablement atrophiés et présentent
au plus haut degré la réaction de dégénérescence. Trois nerfs différents sont

intéressés dans l'affection : le nerf axillaire, le nerf musculo-cutané et le nerf radial dans les filets qu'il fournit aux supinateurs. La lésion ne saurait atteindre individuellement chacune de ces branches, elle doit siéger dans un point déterminé où ces branches se trouvent réunies suivant un autre ordre que dans les parties périphériques.

M. Remak pratiqua sur cette malade, sous les yeux des membres de la Société de médecine de Berlin, l'exploration électrique des racines supérieures, d'après le procédé de M. Erb. En plaçant une électrode au niveau de l'apophyse transverse de la sixième vertèbre cervicale, sur le bord externe du sterno-mastoïdien du côté sain (*droit*), il provoqua à l'aide d'un courant galvanique faible, une contraction du long supinateur ; avec un courant plus fort, il provoqua une contraction simultanée du deltoïde, du biceps et du coraco-brachial. La même exploration faite du coté gauche (*paralysé*) ne produisit aucune contraction. Dans ce cas, la localisation de l'affection (névrite rhumatismale, d'après l'auteur) au niveau du cinquième et du sixième nerf cervical semble difficile à *révoquer en doute*.

L'étiologie de cette forme spéciale de paralysie du plexus brachial est spontanée ou traumatique. Nous avons cité un cas de M. Erb où la paralysie était due à la compression produite par des ganglions dégénérés. M. Remak rapporte un fait du même genre.

OBSERVATION X.

Un propriétaire de la contrée de Filchne présente d'abord la paralysie des muscles dont nous connaissons les combinaisons ; ensuite, il se manifesta de violentes douleurs névritiques et des désordres de la sensibilité. La paralysie ne tarda pas à s'étendre à différentes branches du plexus brachial. M. Remak put constater une tumeur dure qui se montra dans la région sus-claviculaire. Cette tumeur était évidemment la cause de la névrite diffuse dn plexus brachial.

Toutefois les traumatismes dans la région du cou ou des épaules, sont les causes les plus communes de cette affection: il peut arriver que la paralysie, du fait de la névrite, s'étende des nerfs ordinairement intéressés, à d'autres branches du plexus brachial. Dans un fait de M. Erb le médian était pris. Voici un autre exemple de cette extension.

OBSERVATION XI.

Un ouvrier, âgé de 31 ans, eut le 22 avril dernier, en travaillant dans une fabrique, le côté gauche fortement comprimé contre la rampe d'un escalier.

Trois semaines après, M. Remak constata une paralysie à peu près complète des muscles connus; en outre, anesthésie dans le domaine d'innervation du médian, trouble qui ne tarda pas à disparaître.

M. Remak rapporte un autre cas remarquable à ce point de vue et dont les symptômes ne diffèrent pas assez des précédents pour que nous le reproduisions.

L'auteur fait remarquer la fréquence relative de cette forme spéciale de paralysie du plexus brachial et il explique par la disposition particulière du point d'émergence des cinquième et sixième nerfs cervicaux qui correspond à l'angle rentrant formé par la réunion du cou et de l'épaule, disposition qu'il appelle un véritable *locus minoris resistentiæ*, tant pour les causes morbides spontanées que pour les traumatismes.

Les paralysies dites obstétricales des nouveau-nés ne comporteraient pas d'autre explication. Dans ces paralysies, la participation des supinateurs n'a pas été sûrement établie. On a signalé la paralysie du deltoïde et des fléchis seurs de l'avant-bras et en même temps celle du sous-épineux, à la suite de laquelle le bras se retrouve tourné en dedans. M. Erb, qui, dans ses observations sur l'adulte a omis l'examen du sous-épineux, dit qu'il serait très-intéressant de savoir si ce muscle innervé par le sus-scapulaire, qui provient du cinquième ou du sixième nerf cervical, fait partie du groupe des muscles paralysés. Les cas de paralysie observés par M. Remak, tant d'origine spontanée que traumatique, et dans lesquels ce fait a été recherché avec soin, établissent que la participation du sous-épineux à la paralysie n'est nullement nécessaire.

Si chez l'adulte, la participation du sous-épineux est indifférente et n'a pas la signification qu'aurait voulu lui attribuer M. Erb, chez le nouveau-né, ce muscle est presque toujours compris dans la paralysie des membres supérieurs. Une erreur souvent commise consiste à ranger dans la classe des paralysies dites obstétricales les paralysies qui résultent des luxations scapulo-humérales. La tête de l'humérus, en effet, peut quitter la cavité glénoïde et se porter sous l'acromion; elle comprime alors la partie supérieure du plexus brachial et produit des paralysies qui doivent reconnaître la même pathogénie que les faits de MM. Erb et Remak. Voici un exemple de ces paralysies:

OBSERVATION XII. — (In thèse du Dr Ducorneau, 1876, des lésions du fœtus, etc.; communiquée par Duchenne (de Boulogne). — Enfant de 7 mois, Pierre Lacour, rue des Arts, 42, Levallois-Perret.

Mère accouchée à l'hôpital des Cliniques par M. Depaul, enfant venu par le siège. A la suite, paralysie à gauche, du deltoïde, des fléchisseurs de l'avant-bras sur le bras, et du sous-épineux. Par le fait de la paralysie de ce dernier muscle, il y avait une contracture du sous-scapulaire, et par suite une rotation en dedans ; le coude était éloigné du corps, la main en pronation ; pas de contractibilité électrique appréciable.

Il existait, en outre, une luxation sous-acromiale et ce fut après la réduction que les phénomènes signalés plus haut furent constatés. Pour maintenir la réduction, on imagina un appareil fort simple qui maintenait l'humérus dans la rotation en dehors et le coude rapproché du corps. Lorsque le membre n'était pas retenu dans cette position, la luxation se reproduisait.

Traitement commencé au bout de trois semaines par la faradisation localisée de tous les muscles paralysés, avec intermittences lentes et sans douleur. Après dix séances environ, le mouvement de flexion de l'avant-bras sur le bras revint progressivement, puis, l'élévation du bras ; mais la mère ne se présenta plus à ma clinique et il m'a été impossible de constater si la guérison était complète.

Nous trouvons dans *Centralbl. f. med. Wiss*, 1880, p. 88, le résumé que nous allons reproduire, d'une note de M. Hoedemaker, concernant cette variété de paralysies. (H. ten Cate Hoedemaker, ueber die von Erb zuerst beschriebene combinirte Lähmungsform an der oberen Extremität. Arch. f. Psych., etc. IX. S, 738).

M. Hoedemaker apporte de nouveaux faits à l'étude des paraly-ies spéciales du plexus brachial décrites pour la première fois par M. Erb et dont M. E. Remak a publié également quelques cas.

L'auteur s'est assuré que des cinquième et sixième nerf. cervicaux *réunis* jusqu'à l'endroit correspondant aux muscles scalènes où ils émettent des rameaux spéciaux, partent des fibres qui animent les muscles signalés par M. Erb deltoïde, biceps, coraco-brachial et long supinateur).

Entre les muscles scalènes, le cinquième et le sixième nerf cervical émettent encore des rameaux pour le rhomboïde, l'angulaire et le grand dentelé ; comme ces muscles demeurent indemnes, ce n'est pas à ce niveau (entre les chefs des scalènes) que doit siéger la cause de la paralysie.

Ainsi que l'auteur a pu s'en assurer, c'est du cinquième et sixième nerf cervical qu'émanent tous les filets du nerf sus-scapulaire, du musculo-cutané, de l'axillaire et quelques filets du médian, ce qui concorde bien avec ce fait que, dans cette forme de paralysie, il existe des troubles de sensibilité dans le pouce et l'index.

Le grand pectoral et le muscle sous-scapulaire reçoivent aussi quelques filets de ces nerfs ; cependant la plupart des filets qui se rendent au grand pectoral proviennent du septième nerf cervical, et d'autre part, un trouble fonctionnel du muscle sous-scapulaire a pu passer jusqu'ici inaperçu, à cause de la position profonde de ce muscle.

Si à l'aide de courants suffisamment forts l'on excite la place indiquée par Erb, on observe, à la vue et au toucher, des contractions manifestes dans le long supinateur, le coraco-brachial, le deltoïde, le sous-épineux et le sous-scapulaire. En même temps, le sujet accuse des fourmillements à la face palmaire et à la face dorsale du pouce et de l'index, sur la partie radiale de l'avant-bras et (fait qui n'est pas constant), à la face externe du bras.

L'auteur passe en revue les cas publiés jusqu'ici, au point de vue de leur étiologie ; il constate que dans 8 cas la paralysie a toujours eu lieu à la suite d'une adduction du bras ; dans ce mouvement, la clavicule est élevée, rapprochée de la colonne vertébrale, d'où compression des cinquième et sixième nerfs cervicaux qui se trouvent précisément à cette hauteur. Leur situation plus superficielle, comparativement aux autres nerfs cervicaux dont la position plus profonde les protège davantage, fait sans doute que ces nerfs sont aussi plus sujets à des inflammations spontanées (névrite), par suite de refroidissement ; si, dans certains cas, le nerf sus-scapulaire est épargné, cela tient à ce que ce nerf se détache assez haut du cinquième nerf cervical d'où il résulte qu'il est préservé; il en est de même des muscles sous et sus-épineux. Le point exact où il faut appliquer l'excitation électrique siège dans la fosse sus-claviculaire sur une ligne s'étendant de l'articulation sterno-claviculaire au sommet de l'apophyse épineuse de la septième vertèbre cervicale, à environ 1 centimètre et demi en avant du muscle trapèze.

L'auteur recourt, comme mode de traitement, à l'emploi des courants constants traversant la fosse sus-scapulaire et sus-claviculaire; et en outre, à l'excitation électrique directe des muscles paralysés. Enfin, il faut encore signaler que la participation des muscles court supinateur, sous-épineux et sous-scapulaire peut souvent ne pas être constatée à cause de la position profonde de ces muscles.

A côté de ces faits singuliers où certaines branches nerveuses, dans toute leur étendue ou dans quelques-uns de leurs filets seulement, sont frappées par la paralysie, à l'exclusion des autres, le moment est venu de rappeler l'intégrité dont jouissait le nerf médian dans l'observation I de paralysie spontanée.

Peut-être les résultats des ingénieuses explorations électriques de MM. Erb et Remak sont-ils de nature à jeter quelque lumière sur ce point; du moins ils indiquent la voie qu'il faudra suivre pour arriver à une explication plausible.

Laissant de côté cette obscure question de pathogénie, nous voudrions montrer que la sphère de distribution du médian a été épargnée avec une précision tout à fait anatomique, comme le fait observer M. Straus; cette intégrite permet en effet de constater avec la plus complète évidence le trajet des nerfs de sensibilité récurrente fournis par le

médian au radial et de vérifier une fois de plus l'exactitude
de la description de Henle et de M. Gustave Richelot. C'est
à la main qu'il faut explorer les troubles de la sensibilité
ıcanutsée pour y trouver la démonstration clinique de leu
recherches anatomiques.

D'après les auteurs classiques, la peau de la région dorsale de la main et des doigts reçoit ses filets, dans la moitié
externe de cette région, de la branche dorsale du radial, et
dans sa moitié interne, de la branche dorsale du cubital.
La peau de la région palmaire de la main et des doigts reçoit ses filets dans les deux tiers externes du nerf médian
et dans le tiers interne du nerf cubital. Ainsi le radial four-
nirait les collatéraux dorsaux du pouce, de l'index et de la
moitié externe du médius; le cubital, ceux du petit doigt,
de l'annulaire et de la moitié interne du médius.

D'après M. Gustave Richelot, la disposition des collatéraux est tout autre. (*Note sur la distribution des nerfs collatéraux des doigts*, etc. Union médicale, n° 98, année 1874)

Les collatéraux dorsaux de l'index , du médius et de la
moitié externe de l'annulaire proviennent du médian et
sont une émanation des collatéraux palmaires de ce nerf;
le médian innerve aussi en partie la face dorsale de la première phalange du pouce.

Le radial fournit les collatéraux dorsaux du pouce, innerve
la première phalange (face dorsale) de l'index et la moitié
externe de celle du médius. Le cubital fournit les collatéraux dorsaux du petit doigt, innerve la première phalange
(face dorsale) de l'annulaire et la moitié interne de celle
du médius.

Donc, les branches que le radial et le cubital envoient
sur la face dorsale de la main, au lieu de se jeter jusqu'à
l'extrémité des troisièmes phalanges de l'annulaire, de l'in-

dex, du médius, ne dépassent pas les limites de la première phalange de l'index, du médius et de la moitié externe
de l'annulaire.

Notre observation I justifie pleinement ces proportions.
En effet, à la face palmaire, la peau de l'éminence thénar, du
pouce, de l'index, du médius et de la moitié externe de l'annulaire a conservé sa sensibilité, ce qui dénote bien l'intégrité
des branches palmaires du médian. En outre, la face interne
de l'annulaire, le petit doigt et l'éminence hypothénar sont
complètement anesthésiés, en raison de la paralysie des
branches palmaires du cubital.

A la face dorsale, toute la région métacarpienne, le petit
doigt, le bord interne de l'annulaire et le bord externe de
sa phalange, les premières phalanges du médius, de l'index et un peu la deuxième du pouce sont insensibles.

L'anesthésie est plus marquée pour le bord cubital que
pour le bord radial des doigts, à cause des fibres récurrentes
que le médian envoie dans le pouce aux filets du nerf radial.

La moitié externe des deux dernières phalanges de l'annulaire, les régions dorsales de la phalangine et de la phalangette du médius et de l'index et une partie de la première phalange du pouce sont absolument intactes. Il n'y a
certainement pas de meilleure manière de déterminer la
zone de la sensibilité du nerf médian.

CONCLUSIONS.

Des considérations que nous avons développées dans le
cours de notre travail nous tirerons les conclusions suivantes.

Il existe une paralysie du plexus brachial qui ne rentre pas dans la catégorie des paralysies connues jusqu'ici, (paralysies traumatiques, à la suite de luxations; paralysies obstétricales de Duchenne, etc.).

Au point de vue étiologique, cette paralysie (obs. I de notre thèse) ne reconnaît, comme cause, aucun traumatisme ni aucune compression, du moins appréciables; un refroidissement bien net a même fait défaut.

Elle est caractérisée par la paralysie motrice et sensitive de toutes les branches du plexus brachial, à l'exception du médian (dans notre cas).

Les réactions électriques des muscles et des nerfs paralysés, la marche de l'affection, la guérison rapide et complète font rentrer cette paralysie dans la classe des paralysies légères *a frigore*.

Outre cette variété rare et signalée pour la première fois par M. Straus, il en existe d'autres soit spontanées, soit le plus souvent traumatiques et sur lesquelles MM. Erb, E. Remak et Hœdemaker ont récemment appelé l'attention. Dans ces paralysies, les muscles atteints forment un groupement constant (le deltoïde, le biceps, le coraco-brachial et le long supinateur) et qui ne correspond pas à la distribution d'une seule des branches du plexus brachial (nerf axillaire, radial, médian, etc.); cette localisation doit être subordonnée au siège de la lésion causale, *au delà* du plexus, sur telle ou telle de ses racines.

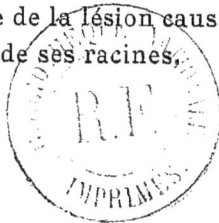

Paris. — Typ. A. PARENT, rue Monsieur-le-Prince, 29-31.